NOTICE

SUR

LES EAUX MINÉRALES

DE CARCANIÈRES,

Par le Docteur ALIBERT (Constant),

Médecin Inspecteur des Eaux Minérales d'Ax

(Ariège).

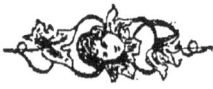

FOIX,

IMPRIMERIE DE POMIÉS FRÈRES. — 1853.

NOTICE

SUR LES EAUX MINÉRALES

DE CARCANIÈRES,

Par le Docteur ALIBERT (Constant),

Médecin Inspecteur des Eaux Minérales d'Ax (Ariége)

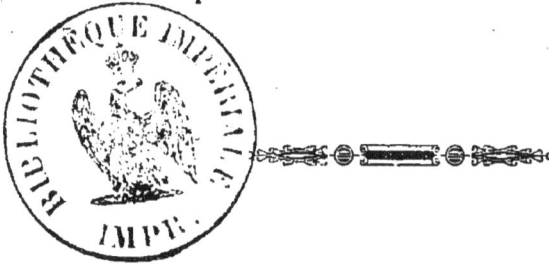

TOPOGRAPHIE.

Carcanières est un village du département de l'Ariége, situé dans l'arrondissement de Foix et dans le canton de Quérigut.

Il y a dans la commune de Carcanières des sources Sulfureuses Thermales assez distantes d'ailleurs du village.

Ces sources sont situées dans la vallée de l'Aude, sur la rive gauche du torrent de ce nom.

L'altitude de ce point est d'environ 700 mètres au dessus du niveau de la mer.

La vallée est en cet endroit extrêmement profonde et d'une telle étroitesse qu'elle ne laisse que la place nécessaire au torrent. Elle est limitée à l'Est et à l'Ouest par des escarpements presque verticaux. La montagne placée à l'Ouest, celle du flanc de laquelle sourdent les eaux chaudes que je vais décrire, a environ trois cents mètres de hauteur et à peu près 85 degrés d'inclinaison. Le temps, les coups de la foudre, l'action des glaces, et peut-être d'anciens cataclysmes en ont détaché des fragments en grand nombre, de toutes formes, de toutes dimensions, qui reposent épars sur le versant de la montagne dans un état d'équilibre tellement instable que l'œil ne les contemple pas sans frémir.

C'est vers la base de cette montagne, à quelques mètres seulement au dessus du torrent, que se trouvent les Sources Minérales et les établissements où on les exploite.

Le pays environnant, dès que l'on est sorti de l'entonnoir profond où sont placées les eaux, et que l'on s'est élevé au haut de la montagne, est d'un aspect qui ne déplait pas. Le sol est formé partout de granite à gros grain, désagrégé par le temps et dont les débris, réduits en poussière, forment une couche de plusieurs pieds de profondeur qui est d'une grande fertilité.

On arrive à la station thermale de Carcanières par le département de l'Ariége, à cheval et en franchissant le port de Paillères; par le département de l'Aude, en voiture, en suivant la route impériale de Limoux à Quillan, et, de cette dernière ville, la route départementale à Axat et Roquefort. Un embranchement amène le voyageur de Roquefort à Carcanières.

Cette partie du trajet, faite à la faveur d'un chemin étroit et rapide, n'est pas sans périls.

SOURCES THERMALES.

Il y a à Carcanières treize Sources Thermales dont la plupart n'avaient pas de nom. Chargé par M. le Préfet de l'Ariége d'aller sur les lieux faire l'analyse sulfhydrométrique de ces eaux, je dus, au préalable, leur donner à chacune un nom afin de pouvoir les décrire. Je le fis avec l'assentiment des propriétaires des bains et en présence de deux médecins, — les docteurs Mis et de Campoussy,— qui voulurent bien m'assister dans mes opérations. Cette analyse fut faite le 26 juillet 1852 dans l'après-midi. Le thermomètre marquait à l'ombre 18 degrés centigrades, mais les résultats sulfhydrométriques furent ramenés par le calcul à ce qu'ils eussent été si la température extérieure avait été de quinze degrés.

J'ai tracé dans le tableau ci-dessous les noms des sources, leurs températures et la quantité de sulfure de sodium qu'elles contiennent par litre.

NOMS DES SOURCES.	TEMPÉRATURE.	GRAMMES de sulfure de sodium par litre.
La Régine..	59 00	0,027342
Source Mis.	55 50	0,027342
Source de Campoussy	54 00	0,019890
Source du Bain Fort.	49 00	0,019890
Source de la Canalette.	41 00	0,018644
Source Siméon	39 30	0,012429
Source Marie..	36 75	0,012429
Source de Roquelaure.	36 00	0,013650
Buvette de Roquelaure (midi). .	33 00	0,014913
Buvette Esparre.	31 50	0,014913
Source Barraquette.	31 00	alcaline
Buvette de Roquelaure (nord).. .	25 00	0,009915
Source Basse du torrent (non analysée par cause d'impossibilité. . .	» »	

La source de Campoussy , la Barraquette , la source Mis et les Buvettes nord et midi de l'établissement Roquelaure , appartiennent à M. de Roquelaure. Les autres sources appartiennent à M. Siméon Esparre,

Quelques-unes de ces sources sont très-abondantes.

Elles sont d'une parfaite limpidité et ne louchissent pas à l'air.

Leur saveur est franchement sulfureuse. La Barraquette seule a une saveur sucrée assez marquée. Cette source, analysée par le procédé sulfhydrométrique absorbe plusieurs degrés d'iode, cependant elle ne noircit pas quand on la traite par l'acétate de plomb. Elle rougit sensiblement la teinture de tournesol et verdit celle de violettes. Cette source est alcaline.

La source de la Régine donne lieu à un dégagement assez abondant de gaz que je n'ai pas analysé.

Toutes les sources, à l'exception de la Barraquette, laissent croître dans leurs réservoirs et sur leurs parcours de la sulfuraire et offrent des dépôts plus ou moins abondants de barégine.

La plupart des eaux et notamment la Régine, la source Mis et la Canalette entraînent des matières ocracées qui proviennent de la délitescence des granites et qui, se déposant sur les houppes flottantes de sulfuraire, leur donnent l'aspect de la rouillure.

AMÉNAGEMENT.

Autrefois les sources de Carcanières n'étaient pas affectées aux usages sanitaires. On se rendait auprès d'elles avec la plus grande difficulté. Elles coulaient paisiblement dans leur vallée déserte et sauvage et les pâtres seuls savaient la place qu'elles occupaient.

Cependant, elles commencèrent à être pratiquées vers le milieu du dix-huitième siècle. Elles furent prescrites d'abord par un médecin de Roquefeuil nommé Sarda et par un autre médecin de Montlouis nommé Barre, qui les avaient, dit-on, analysées.

Les eaux tombaient sur une roche où elles avaient elles-mêmes creusé une excavation. On prenait là des bains sans que le malade fut abrité contre les intempéries de l'air, les rayons du soleil ou l'indiscrétion des regards d'autrui.

Cependant, comme ces eaux devenaient de plus en plus pratiquées, et que le bruit des guérisons qu'elles avaient opérées s'était répandu dans les mon-

'tagnes voisines, quelques habitants de Carcanières eurent la pensée d'aller tous les ans, à l'époque de la saison des eaux, établir des tentes au-dessus de l'œil des sources, afin que les malades pussent plus commodément se baigner, et ils prélevèrent sur eux le modique tribut de quelques centimes par bain.

En 1791, Jacques Vidal disputa à la montagne et au torrent quelques mètres de terrain ; il coupa le roc, fit une terrasse et bâtit quelques cabanes à pierre sèche qu'il recouvrit de planches ; il plaça des baignoires dans l'intérieur des cabanes et amena les eaux aux baignoires à la faveur de tuyaux de bois. D'une autre part, il améliora l'état des sentiers qui conduisaient aux villages de Puch et de Carcanières.

Grâces à ces travaux, les bains de Carcanières furent un peu plus fréquentés.

La réputation des nouvelles eaux dépassa l'enceinte des montagnes qui les entouraient, et, la même année, à la demande du sieur Berniolle, juge de paix de Quérigut, les administrateurs du district de Tarascon, venant en aide aux efforts de Jacques Vidal, accordèrent une somme de huit cents francs à l'effet d'améliorer encore le chemin qui conduisait aux bains. Ils envoyèrent sur les lieux M. Partingent, ingénieur, et ce fût lui qui traça le sentier actuel.

Vidal avait capté les sources au lieu même où il les avait trouvées ; il avait bâti deux bains, l'un au nord, alimenté par des sources chaudes, qu'il appela *Bain Fort*, l'autre au midi du précédent, alimenté par des sources d'une chaleur moindre, qu'il appela *Bain Doux*.

Les choses étant en cet état, les sieurs Esparre, de Roquelaure, Utéza et Jean-Baptiste Bousquet, euré de Carcanières, associés, firent éclater la roche entre les bains doux et les bains forts, à la faveur de la mine, et, sur l'espace ainsi gagné, ils élevèrent une maison destinée à servir d'asile aux malades.

Avant cette époque les malades, n'ayant pas de domicile auprès des sources, étaient dans la nécessité de retourner, au sortir du bain, au village de Puch ou à celui de Carcanières, par des sentiers où les chèvres elles-mêmes n'auraient pas sûrement posé leur pied. La tête devait être exempte de vertige et le regard fait aux abîmes.

Cependant, Jacques Vidal ne jouit pas en paix de ses labeurs. Troublé dans sa possession, il abandonna le Bain fort et appliqua toute son activité et les faibles ressources dont il disposait à l'amélioration des Bains doux. Mais la commune de Carcanières revendiquait encore la propriété de ceux-ci.

Un arrêté des autorités administratives du département, à la date du 5 thermidor an V, maintint à Jacques Vidal cette propriété conquise par ses soins et de longs travaux sur une nature ingrate et inhospitalière.

A cette date, Vidal était possesseur des Bains Doux et la commune de Carcanières possédait sept sources qu'elle n'utilisait pas.

Il en existait d'autres dans les anfractuosités des

rochers; elles se faisaient jour dans le torrent à travers des crevasses ; tout faisait supposer qu'un déblaiement convenable les mettrait à découvert. Dans ce but Jacques Esparre et de Roquelaure furent autorisés, le 26 ventôse an 6 , par l'administration centrale du département de l'Ariége, à pratiquer des fouilles. Celles-ci furent heureuses et l'on mit à nù quatre nouvelles sources.

Nonobstant l'arrêté du 5 thermidor an V , Jacques Vidal fut directement pris à partie par Jean-Baptiste de Roquelaure et Jacques Esparre en 1801, en délaissement des sources usurpées, disaient-ils, sur la commune. Ils agissaient en leurs qualités de maire et d'adjoint de la commune de Carcanières.

La commune de Carcanières qui avait vu en quelques années l'accroissement rapide qu'avait pris la population étrangère et qui s'exagérait peut-être l'avenir de prospérité que ces eaux lui promettaient, tenait essentiellement à en être déclarée propriétaire. Elle avait tenté d'en prendre ostensiblement la qualité. Le 30 pluviôse an X , sans tenir compte des droits d'ailleurs contestés de Vidal, le conseil municipal de Carcanières prit une délibération par laquelle il affermait ses eaux au sieur Raynal, officier de santé à Montferrier, et adressa une requête à M. le Préfet tendant à ce que ce magistrat fît ces diligences auprès du ministre compétent pour faire approuver l'afferme. Le ministre ne l'autorisa pas.

Un an après, — le 30 pluviôse an XI, — le Conseil municipal prit de nouveau la même délibération.

Elle ne fut pas approuvée par les mêmes motifs et c'est alors que de Roquelaure et Esparre actionnèrent directement Vidal à l'effet de faire vider par les tribunaux la question de propriété.

L'insistance que la commune de Carcanières mettait à ses poursuites éveilla les convoitises des communes voisines. Le 2 prairial an XIII, les maires des communes de Rouze, Mijanés, Quérigut, Artigues, le Pla et le Puch écrivirent à leur tour à M. le Préfet pour que ce magistrat les autorisât à intervenir dans la cause, se fondant sur ce que les sources sourdaient sur un terrain communal qui avait toujours été et qui était encore indivis entre toutes les communes du canton. Il était constant en effet qu'avant la Révolution les différents villages qui composaient le Donnézan, devenu canton de Quérigut, n'avaient formé qu'un seul et même corps de communauté; que les impositions étaient payées en commun; que les frais généraux du pays étaient cotisés en commun et que les usages des dépaissances et des bois se faisaient de la même manière.

Vidal pétitionna et fit valoir chaudement les services que son intelligence avait rendus au pays, il se plaignit amèrement de l'ingratitude dont il était l'objet.

Les eaux de Carcanières étaient devenues une pomme de discorde; elles paraissaient avoir d'autant plus de prix qu'elles étaient plus contestées; l'horreur des lieux où la providence les avait placées, l'extrême difficulté de leur accès leur donnaient, aux yeux du public, un mérite de plus; elles n'étaient pas soustraites à cette loi malheureuse de notre esprit qui fait des choses rares les plus prisées, des choses cachées les plus recherchées, et des voyages périlleux ceux dont notre amour-propre tente le plus volontiers l'aventure.

Le département de l'Aude, près voisin, humanitairement intéressé dans la cause, assistait à ces débats; les communes prochaines d'Escouloubre et de Roquefort en partageaient les émotions.

Grâces à cette publicité le nombre des baigneurs augmentait toujours ; une lettre de M. Condamy, Maire de Quérigut, à la date de 1807, atteste que cette année les eaux de Carcanières fûrent visitées par six cents malades. Ils y venaient de tous les environs et surtout du département de l'Aude. En 1807, un pharmacien de Carcassonne, M. Reboul, alla sur les lieux en faire l'analyse afin de fixer l'opinion publique.

Ces débats eussent probablement duré longtemps si un incident n'y eut mis fin. Le Directeur de l'enregistrement et des domaines revendiqua, le 19 août 1808, les sources contestées, se fondant sur le texte de l'article 539 du code Napoléon.

Les parties intéressées comprirent qu'elles avaient suscité, par le bruit de leurs querelles, un redoutable ennemi. Esparre, de Roquelaure et Vidal transigèrent amiablement, les communes ne voulurent pas risquer un procès avec l'Etat et l'Etat de son côté abandonna ses prétentions sur un immeuble qui fût devenu com-

plètement improductif entre ses mains, et qui, remis
entre celles de Jacques Vidal, Esparre et de Roquelaure était la légitime récompense de la persévérance
et du travail.

Le 13 octobre 1821, Jacques Vidal, qui avait
fait au Bain Doux une construction définitive, fut
autorisé par M. le Préfet de l'Ariége à exploiter
régulièrement.

Jacques Vidal mourut, et Jacques Esparre acquit
cet immeuble de ses héritiers.

De Roquelaure, maire de Carcanières, et de la
famille du célèbre Roquelaure dont les facéties amu-
saient autrefois la cour de Louis XIV, fit, à son tour,
des constructions durables dans lesquelles il abrita
la source de Campoussy et la Barraquette.

L'ancienne maison construite entre les deux bains
par Esparre, Bousquet, Utéza et de Roquelaure, main-
tenant agrandie et améliorée, appartient toute entière
à MM. de Roquelaure et Utéza.

Ainsi de nos jours la station thermale de Carcanières se compose de deux établissements et d'un hôtel.

ÉTABLISSEMENT ESPARRE. — L'établissement
de M. Siméon Esparre, est formé de trois cabinets
à trois baignoires chacun, de deux douches placées
dans ces cabinets et d'une buvette. Au premier étage
il y a 17 chambres ou l'on héberge les étrangers.
Ceux-ci peuvent à volonté préparer leurs aliments
ou prendre leur nourriture à la table de la maison.

Les cabinets sont entretenus par la source Marie
(33°75) et la source Siméon (39°33). Les douches

le sont par cette dernière seulement. La buvette est alimentée par la source dite *Buvette Esparre*, (31°50).

Le matériel est des plus simples, les eaux sont amenées dans des baignoires en bois par des arbres percés dans le sens de leur axe, qui servent de tuyaux, à ces tuyaux sont adaptés des robinets de même substance. La douche est formée par la chute en parabole de l'eau contenue dans le tuyau et qui s'en échappe à la faveur d'un tube horizontal ayant le volume du doigt.

ÉTABLISSEMENT ROQUELAURE. — Le matériel est semblable à celui de l'établissement Esparre, mais il y a dix cabinets contenant quatorze baignoires. Au premier étage il y a seize chambres pour loger les étrangers.

Les cabinets sont alimentés par la source de la Barraquette (31,00), et par la source de Campoussy (54,00). Les buvettes nord et midi sont entretenues par deux sources spéciales (25° et 33°).

L'aménagement thermal est très défectueux à Carcanières. La source Siméon est à peu près inutile à l'établissement Esparre, la source Marie ayant une température qui est celle des bains habituels; et, d'une autre part, chez M. de Roquelaure, la source de Campoussy n'apporte au bain, préparé presque en entier avec la Barraquette, qu'un appoint insignifiant de sulfuration.

ACTION MÉDICALE.

Il est cependant incontestable que ces eaux produisent de bons effets. Il résulte des documents que m'ont fournis les docteurs Mis et de Campoussy, habitués à prescrire ces eaux et à en surveiller l'action, qu'elles agissent :

1° Contre quelques affections rhumatismales ;

2° Contre quelques maladies herpétiques invétérées ;

3° Pour la guérison des plaies et ulcères de mauvaise nature.

En général, on prend les bains de Carcanières à une température élevée et cet agent d'excitation produit, en dehors de toute spécificité, de salutaires effets contre quelques maladies atoniques et dans le traitement de celles où les fonctions de la peau doivent être activées.

Un jour viendra peut-être où une meilleure distribution des sources permettra de faire plus directement concourir leurs principes minéraux à leurs effets médicateurs.

La source de la Régine, la source du Bain Fort, la source Mis, la Canalette, la source Basse et la source Roquelaure ne sont pas utilisées.

Cette dernière pourrait l'être facilement et fournirait seule, sans mélange, des bains suffisamment sulfurés qui seraient excellents.

La source Siméon et la Canalette qui ont une température moyenne et une bonne sulfuration doivent agir très bien, en boissons, dans le traitement des rhumes et des affections chroniques des membranes muqueuses.

Tout est à faire sur cette station thermale comme
tout était à dire avant les quelques pages que je lui
consacre.

Les établissements de Carçanières fonctionnent en
dehors de toute surveillance. La régularité de l'administration manque. Il n'y a pas de règlements,
il n'y a pas d'inspecteur.

NOMBRE DE MALADES ET ARGENT LAISSÉ DANS LE PAYS.

Cependant il y a là, tous les ans, de nombreux
malades. Les chiffres que MM de Roquelaure et
Esparre m'ont fournis avec bienveillance et sincérité
prouvent que le nombre d'étrangers qui fréquentent
ces thermes s'élève annuellement à six cent trente
en moyenne.

Si l'on rapproche ce chiffre de celui qui est
mentionné dans le rapport de M. Condamy à la date
de 1807, on acquerra la conviction que la station
thermale de Carcanières, après avoir rapidement
pris possession de la confiance publique, dans l'in-
tervalle de 1791 à 1807, n'a plus progressé depuis
quarante-cinq ans.

Ce fait a ses causes.

Pour atteindre au succès, en matière d'eaux minérales, il faut :

Une publicité convenable, honnête, décente qui
s'inspire du sentiment de la vérité et des principes
de l'art ;

De bonnes eaux ;

Des établissements commodes ;

Des routes faciles.

C'est le concours de tous ces éléments qui assure le succès.

Carcanières n'a que les *eaux*. Elles sont bonnes et abondantes.

Mais voilà plus de soixante ans que ces eaux opèrent et rien n'est plus confus que la tradition qui les concerne. C'est à peine si l'on sait les maladies contre lesquelles elles agissent habituellement. Les détails de leur action, les phénomènes critiques qu'elles déterminent, les modifications qu'elles éprouvent quand on varie leur température nous sont inconnus.

Les guérisons recueillies et portées à la connaissance des académies et du public, avec un caractère vraiment authentique et écrites dans la forme scientifique, auraient développé la confiance et agrandi la réputation de ces eaux.

Les établissements, rudimentaires encore, se seraient réformés sous la pression des exigences d'une population qui aurait ressenti davantage les besoins du bien-être.

Il n'est pas jusqu'aux routes qui n'eussent excité l'attention du département ou de l'Etat.

Ainsi, au point de vue de l'utilité publique, il est constant que s'il y eût eu à Carcanières un Inspecteur instruit et zélé, ces eaux ne seraient pas demeurées stationnaires et que les communes mal-

heureuses qui les entourent bénéficieraient aujour-
d'hui à leur exploitation.

D'une autre part, au point de vue de la morale,
il serait scandaleux, si les propriétaires des sources
nous étaient moins connus, que l'on autorisât, sans
le contrôle d'un Agent spécial, ces réunions nombreuses d'hommes et de femmes dans des établissements balnéaires où la pudeur est sujette à tant
d'alarmes.

Ainsi, sous tous les rapports, et c'est d'ailleurs
le vœu formel de la loi, il est utile qu'il y ait à
Carcanières un médecin officiellement préposé à la
surveillance et à la prescription des eaux.

Une station minérale se personnalise dans son
Inspecteur; sa valeur demeure virtuelle, son mérite
inconnu si celui-ci ne les réfléchit par ses écrits,
ses relations, sa correspondance et sa pratique vers
les savants et le public.

Ax et Ussat doivent à Pilhes leur réputation; Mont-
d'Or doit sa fortune à M. Bertrand; Cauterets, Ba-
règes et Bonnes seraient encore dans le crépuscule
du moyen-âge si Bordeu ne les eût illuminés, aux
yeux de l'Europe entière, des vives clartés de son
génie.

Que la topographie de Carcanières préoccupe peu
sur l'avenir de cette station; quand ses vertus médica-
les seront nettement établies, on fera gaîment aux
besoins de la santé le sacrifice de la satisfaction des
yeux. On n'hésite pas, quand il le faut, à préférer à
la vallée délicieuse de Campan, le site affreux de Ba-

règes. D'ailleurs, la Providence a donné à chaque genre de spectacles un ordre d'admirateurs ; il en est qui préfèrent les gorges effrayantes, les gaves tumultueux, les senteurs sauvages des montagnes , aux larges et splendides horizons, aux rivières paisibles et aux brises parfumées de la plaine. Chaque aspect du monde a son enseignement et son utilité ; les roches décharnées, qui vivent au sein des tempêtes, donnent à l'âme de la grandeur et ne l'amollissent pas comme la vue de la fleur dont la vie fugitive nous rappelle à tout instant notre passage et nos destinées.

Les malades qui viennent à Carcanières logent actuellement aux établissements Esparre et de Roquelaure. Quelques-uns prennent leur domicile à l'Hôtel de Roquelaure qui peut disposer d'une vingtaine de chambres.

Il y a une table d'hôte convenablement servie.

Les prix de la nourriture et du logement sont modérés. Le prix des bains est compris dans les précédents.

Les approvisionnements en viande, fruits, légumes et vins viennent du département de l'Aude. On prend abondamment de truites dans le torrent d'Aude.

En supposant que les 630 étrangers qui viennent annuellement à Carcanières y passent quinze jours chacun, le produit total est de 9450 journées. En évaluant chacune d'elles à 2 fr. 50 c. chaque jour, chiffre qui s'approche très-sensiblement de la vérité, on trouve que les étrangers laissent annuellement à Carcanières environ 25,000 fr.

Ce numéraire va presque en entier dans le département de l'Aude; la rive droite du torrent est moins abrupte que la gauche et les relations avec l'Aude sont plus faciles qu'avec l'Ariége.

On remédierait un peu à cet état de choses en terminant la route depuis longtemps commencée d'Ax à Mijanès, à travers le port de Paillères, et en mettant ainsi la commune de Carcanières en rapports plus directs avec Foix; quoi que l'on fasse cependant à cet égard, la station thermale de Carcanières appartiendra nominativement au département de l'Ariége, mais celui de l'Aude retirera toujours la majeure partie du numéraire que les étrangers rapporteront. dans ce pays.

NOTE.

ESCOULOUBRE.

Le torrent d'Aude divise la vallée en deux parts. La rive gauche appartient au département de l'Ariége, et la rive droite à celui de l'Aude.

Il existe sur la rive droite, à quelques pas au sud de l'établissement Esparre, d'autres eaux abritées dans un établissement situé dans la commune d'Escouloubre lequel établissement, à l'exemple de ceux de Carcanières, porte le nom de sa commune.

En réalité, bien que situés dans deux départements les établissements Esparre et de Roquelaure d'une part, et l'établissement Escouloubre de l'autre, ne forment qu'une même station.

A ce titre il m'a paru utile de dire un mot de ce dernier, quoique je n'aie eu l'intention de parler dans ce travail que des eaux sulfureuses du département de l'Ariége.

L'établissement Escouloubre contient cinq à six cabinets alimentés par la source Mathieu, la source du Bain Fort et celle de la Douche. Il y a aussi une buvette. Le matériel ne diffère pas de celui de Carcanières.

Au premier étage de l'établissement, il y a de nombreuses chambres pour recevoir les étrangers. On nourrit dans la maison ceux qui le désirent, à prix débattus.

Cet établissement est dépourvu d'inspecteur, comme ceux de Carcanières. Il est fréquenté annuellement par 500 personnes appartenant en très-grande majorité à la classe pauvre.

Il conviendrait que MM. les Préfets de l'Aude et de l'Ariége, de concert, nommâssent un même inspecteur chargé de la surveillance des établissements de Carcanières et d'Escouloubre.

J'ai indiqué dans le tableau ci-dessous la température et la sulfuration de chacune des sources de l'établissement d'Escouloubre.

SOURCES.	Température.	Sulfure de sodium par litre d'eau.	
Source de la Douche.......	45 20	0 g. 027342 c.	
Source Mathieu..........	40 00	0 014913	
Source du Bain fort........	37 00	0 014913	
Buvette.....	29 50	0 012429	

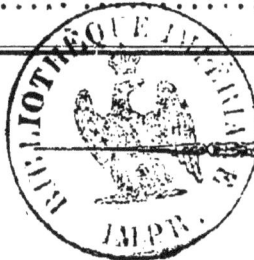

Foix, imprimerie de POMIÉS frères.

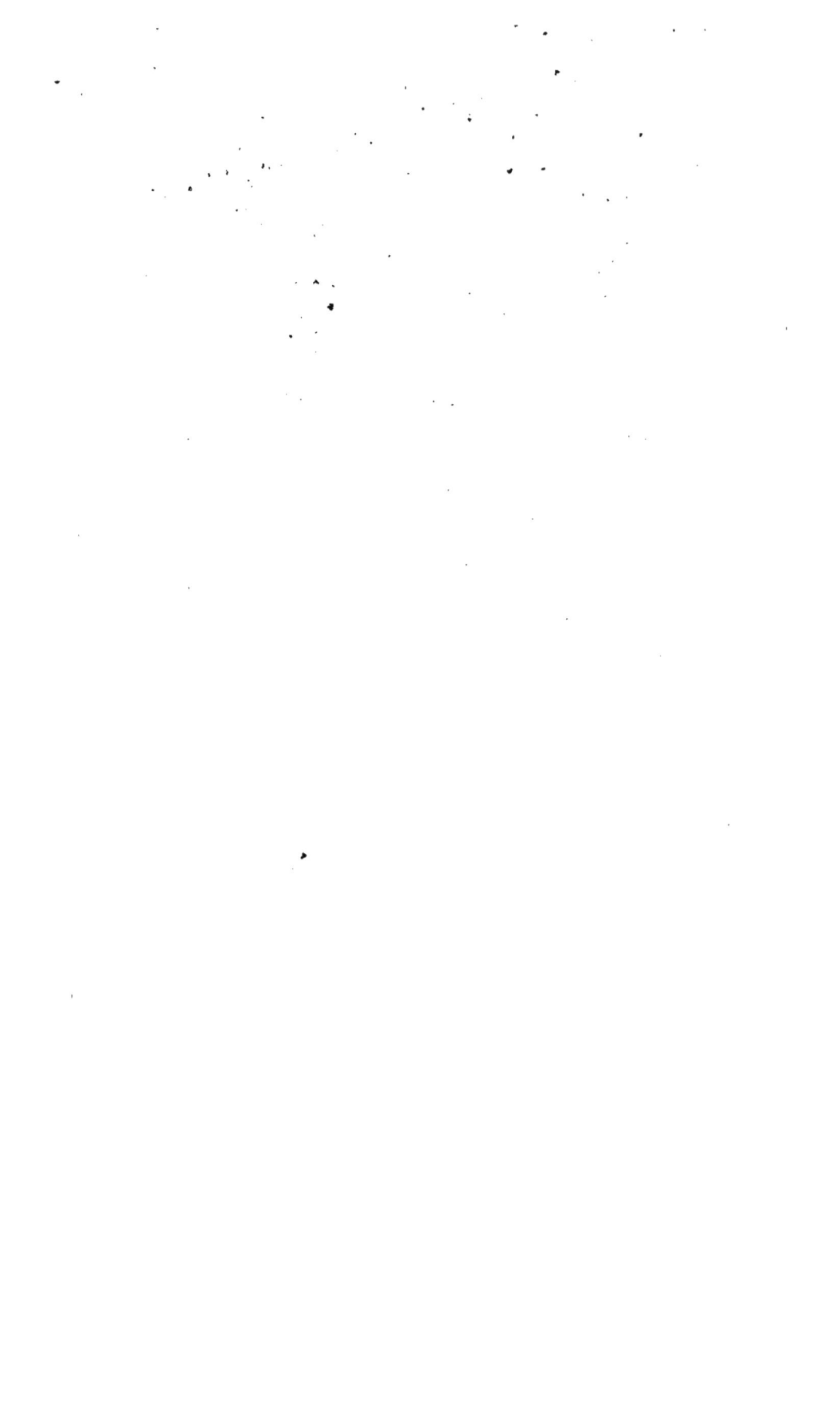

www.ingramcontent.com/pod-product-compliance
Lightning Source LLC
Chambersburg PA
CBHW070218200326
41520CB00018B/5694